ESSAI DE SIGILLOGRAPHIE

SAINT LUC

PATRON DES ANCIENNES FACULTÉS DE MÉDECINE

PAR LE Dr DAUCHEZ,

Ancien interne des hôpitaux de Paris.
Ancien chef de clinique adj. de la Faculté,
Membre correspondant de la Société des Sciences Médicales de Lille,
Secrétaire général de la Société de St-Luc, St-Côme et St-Damien.

PARIS	LILLE
LIBRAIRIE CH. POUSSIELGUE	IMPRIMERIE L. DANEL
Rue Cassette, 15.	Rue Nationale, 93.

AVANT-PROPOS.

Après quelques années d'existence, la Société de St-Luc, St-Côme et St-Damien s'est conservée, s'est accrue, s'est affirmée par ses travaux, par ses pratiques pieuses et son esprit philosophique, reflet de celui qui anime les hommes qui la dirigent, la soutiennent et la patronnent à Paris et en province.

Cultiver, en effet, comme St-Luc, historien, médecin et artiste tout à la fois, l'art de guérir et l'étude de la philosophie, quoi de plus digne de fixer l'attention de médecins dignes de ce nom ?

En vain chercherions-nous à établir sur d'autres preuves que la tradition, le caractère médical de St-Luc, les documents font défaut. Seule, l'étude des sceaux de nos anciennes Ecoles pouvait jeter quelque lumière sur cette question négligée par tous les historiographes de notre profession.

Il appartenait donc à l'un de ceux qui s'honore d'avoir assisté aux débuts de notre association naissante de rappeler et de démontrer le culte officiel accordé à St-Luc, premier médecin chrétien, dans les premières Ecoles de médecine françaises, où fut régulièrement enseigné notre art.

Sans doute, de nombreuses lacunes, quelques erreurs peut-être dues à l'inexpérience de son auteur en matière historique, jetteront aux yeux des érudits et des savants quelque défaveur sur cet essai, dont l'auteur reconnait les nombreuses imperfections.

La nouveauté du sujet et les difficultés des recherches dues à l'absence de documents dans les Bibliothèques et les Archives nationales et départementales, pourront seules faire excuser sa témérité.

Aussi pour donner quelque valeur à ce travail, pour imprimer à ces recherches un caractère suffisant d'authenticité, était-il nécessaire de fournir quelques pièces justificatives.

C'est ce que l'auteur a pu réaliser, grâce au talent et à l'exquise obligeance de ses nombreux et aimables collaborateurs, au premier rang desquels il se fait un devoir de citer M. Georges Rohault de Fleury, architecte à Paris, auteur de l'Iconographie des Saints de la messe. — M. le professeur Chautard, doyen honoraire de la Faculté des Sciences de Lille. — M. Béranger (de Versailles). — MM. les docteurs P. Bernard (de Lille), Carrel (d'Avignon), Laval (de Montélimar), Corlieu (de Paris), etc., auxquels il adresse publiquement l'expression de sa vive gratitude.

Paris, 15 mars 1891. Dr H. D.

CHAPITRE I.

Origines du culte de Saint-Luc dans les anciennes Facultés.

Quelle que soit l'opinion à laquelle appartiennent les différents auteurs dont les écrits nous sont parvenus sur les origines de l'art médical et de son enseignement officiel en France, un des points sur lequel le désaccord n'a jamais existé, est l'intervention non moins réelle qu'active des Papes, des divers ordres monastiques et des réguliers, dans les constitutions des Universités d'où sortirent plus tard elles-mêmes les Ecoles ou Facultés de médecine.

Rappelons à cet égard la chronologie des faits. « Sous l'inspiration de Charlemagne (1), rapporte le Dr Dignat, et de son conseiller, le savant moine Alcuin, résolu à protéger et à encourager les sciences et les arts, on vit peu à peu se fonder à Paris, à Tours, Aix-la-Chapelle et ailleurs, des écoles dans lesquelles moines, clercs et abbés prirent à tâche de copier, traduire et commenter les textes d'Hippocrate, de Gallien, de Celse et d'Oribase, sauvés de la destruction et de l'oubli après la chute de l'Empire romain. »

Plus tard, c'est encore aux Papes que revient l'honneur de fonder les premières Universités auxquelles ils accordent la consécration officielle. Citons seulement pour mémoire les dates de quelques-unes d'entre elles :

A. — L'Université de Paris est fondée vers 1200, par Philippe-Auguste. Vers 1209, la Charte de Philippe-Auguste est confirmée par les bulles d'Innocent IV et de son légat Robert de Courçon. Vers la fin du XIIIe siècle, apparaît la Faculté de médecine (1270-1274).

---

(1) Dr Dignat. — Hist. médecine et des médecins, p. 83. (Paris, 1888 H. Laurens, édit.)

B. — Fondation, en **1233**, de l'Université de Toulouse, par le pape Grégoire IX.

C. — Bulle du pape Grégoire IX (1231) créant dans l'Université de Paris un enseignement distinct de la médecine, indépendant de la Faculté de théologie et de la Faculté des arts. En 1270, premiers actes de la Faculté de médecine de Paris.

D. — En 1289, organisation de la Faculté de Montpellier, par le pape Nicolas IV (Corlieu), et dont les statuts remonteraient au pape Honorius III, vers 1220.

E. — En 1303, constitution de la Faculté d'Avignon par le pape Boniface VIII.

F. — En 1364, création de la Faculté d'Angers, par Charles V, confrère de St-Cosme (1).

G. — En 1365, fondation de la Faculté d'Orange, par le prince Raymond V.

H. — En 1409, constitution de la Faculté d'Aix, par le pape Alexandre V.

I. — Création de l'Université de Bordeaux, le 7 juin 1441, par le pape Eugène IV, à la demande de l'archevêque Puy Berlaud, du maire et des jurats (2) (Barkhausen). Cette dernière Université posséda même, dès le principe, une Faculté de médecine avec un seul professeur jusqu'en 1624. Peu à peu, cependant, le nombre des Facultés augmentait. C'est ainsi qu'en 1426, Philippe, duc de Bourgogne, fondait l'école de Besançon ; qu'en 1465, Bourges était dotée, par Louis XI, d'une semblable école. Vers la même époque (1441-1448) d'après le Dr Péry (vers 1473 suivant Corlieu), le même prince créait à Bordeaux un centre universitaire dont nous avons parlé, auquel était annexé pour une faible part l'enseignement médical. Plus tard encore se fondaient, en 1538, l'Université de Strasbourg ; en 1572, celle de Douai attribuée à Philippe II d'Espagne. Parmi les dernières citons celles de Reims et de Pont-à-Mousson, origine première de la Faculté de Nancy, fondée par le Cardinal de Lorraine en 1573.

---

(1) Comptes rendus de la Société médicale de St-Luc, St-Cosme et St-Damien. Paris, imp. Levé (1889-1890).

(2) Histoire de la Faculté de médecine de Bordeaux, par le Dr Pery, p. 79. (Bibl. école médecine, n° 20251).

Ce rapide coup d'œil jeté sur les origines de nos Facultés se passe de commentaires, et la part prise par les papes dans ces fondations, nous explique suffisamment le patronage officiel de St-Luc, médecin dans les principaux actes de ces primitives écoles.

On sait, en effet, par la tradition que : « St-Luc exerçait la méde-
» cine à Antioche lors des prédications de St-Paul dans cette ville.
» Lettré, médecin et artiste tout à la fois, St-Luc, converti, devint le
» disciple fidèle et ardent du grand apôtre, qu'il suivit partout et dont
» il partagea les travaux apostoliques. Cette croyance, d'ailleurs,
» repose sur le texte même de St-Paul dans son épître aux Colossiens :
» *Salutat vos Lucas, medicus charissimus* », chap. IV, 14, (choisi comme épigraphe et gravé en l'an de grâce 1884, sur le sceau de la Société médicale de St-Luc, St-Côme et St-Damien, par M. G. Rohault de Fleury). « St-Jérôme, de son côté (cité également par
» Châteaubriand dans son génie du Christianisme), assure que St-Luc
» excellait dans la profession de médecin, et qu'il ne cessa de l'exercer
» qu'à la fin de sa vie, au milieu des occupations et des traverses de
» la prédication évangélique (1). »

St-Luc (2), ajoute M. le chanoine Pannier (de Lille), relate soigneusement dans ses écrits les guérisons opérées par les apôtres. De ce

(1) J. Chautard. *Revue de Numismatique belge*, 1874, V[e] série, t. VI.

(2) St-Luc (écrivait récemment le Dr A. Corlieu, dans la *France médicale*, 1890, p. 732), était né à Antioche. Contemporain, parent (?) (συγγενης) et ami de St-Paul, qui, dans son épitre aux Colosséens, le qualifie de médecin « Λουκας ο ἰατρος » (IV, 15) et dit de lui plus loin : « Lucas medicus charissimus vos salutat.... » était païen d'origine (?) juif de religion. Il avait reçu une éducation soignée. — Après avoir étudié la médecine en Grèce et en Egypte, il parcourut avec St-Paul la Macédoine, Rhodes, Jérusalem, passa en Gaule et en Asie mineure.... Son style plus pur que celui des autres Évangélistes, renferme toutefois un certain nombre d'expressions qui viennent de l'Hébreu et du Syriaque. — St-Luc, ajoute le Dr Corlieu, rapporte sans les apprécier les guérisons de l'Evangile. — Il cite notamment les guérisons de plusieurs lépreux (chap. V), d'un paralytique, d'un homme dont la main droite était « sèche », d'aveugles, etc. Il relate quelques faits de résurrections, de guérisons de possédés, etc. D'après St-Jérôme, il serait mort à 81 ans en Bithynie. — Suivant le R. P. Dutau (S. J.), St-Luc aurait été martyrisé à Patras — et non à Éphèse. (Extrait du Contemporain, 1er février 1883), E. Thorin, édit., Paris (1883).

qu'il a fait lui-même, il ne dit pas un mot, et il a fallu le témoignage de St-Paul pour nous apprendre qu'aux dons de l'Evangéliste, il joignait la science de médecin (Allocution pour la fête de St-Luc, patron de la Faculté de médecine de Lille, par M. le chanoine Pannier, le 28 juin 1890).

Si loin qu'on remonte, en effet, vers les origines des premières écoles connues en Europe, on retrouve dans l'histoire de nos premières écoles (ainsi qu'en fait foi l'histoire de l'Ecole de Salernes), les noms de laïques et de clercs indistinctement mêlés (Daremberg). — Pour quelques auteurs, parmi lesquels M. Paccinotti (1) Salernes et son Ecole serait même l'œuvre d'une confrérie Bénédictine à laquelle s'étaient affiliés peu à peu quelques laïques. Contrairement à cette opinion, Ch. Daremberg rejette l'origine exclusivement monastique de cette grande Ecole, tout en reconnaissant que si l'élément laïque y dominait, le clergé du moins y tenait une certaine place, puisque l'on y voyait figurer des évêques, des prêtres et de simples clercs.

Quoiqu'il en soit, les mêmes tendances existaient aussi à Paris, au témoignage de F. de la Peyronnie, d'après lequel l'évêque de Paris aurait fait recommander en 1423, pendant quatre mois, aux prônes des paroisses, l'emploi des médecins chanoines de Paris pour la plupart, et désignés dès alors sous le titre de « magister in medicina ». Que cette pieuse tradition rapportant à St-Luc le patronage des Facultés, ait plus tard disparu, que son rôle ait été peu à peu effacé à dater du XVIe siècle, par Hippocrate ou Esculape, à partir du moment où apparaissent les hérésies, le schisme et la Réforme protestante (XVIe siècle), avec toutes leurs conséquences désastreuses au point de vue de la foi, de la dissolution des mœurs, abolition du célibat des prêtres, de la confession, etc.... Nul ne saurait, hélas, le mettre en doute.

Il n'en est pas moins avéré que sans l'intervention bienfaisante de l'Eglise, l'enseignement médical et la création des premières Ecoles eut été retardée de près de trois siècles.

Ajoutons enfin qu'en dépit des assauts livrés aux croyances religieuses dès l'apparition de la Réforme, le culte traditionnel de St-Luc fut et resta de tout temps celui des « médecins orthodoxes » (2).

---

(1) Storia della Medicina. Livorno, 1855, T. II. p. 247 et suiv.

(2) L'appellation de médecins orthodoxes était réservée aux médecins reçus par la Faculté. — Cf. fig. I et II, p. 14 et 15 du présent opuscule

Le lecteur trouvera plus loin quelques documents originaux relatifs à la question, recueillis tant en France qu'à l'étranger. Mais auparavant, il nous permettra de retracer à grands traits la division de ce modeste travail.

Dans un premier chapitre, nous réunirons quelques extraits des auteurs les plus connus, dont les écrits témoignent de cette vieille tradition.

Dans le chapitre suivant, nous rappellerons brièvement le cérémonial des fêtes encore en usage à Vienne (Autriche), au Canada, à Lille, etc., en l'honneur du premier médecin chrétien. C'est après cette rapide revue que nous commencerons la description des anciens sceaux des Facultés de médecine de Paris, Lyon, Montpellier, Pont-à-Mousson, Reims, Angers, Poitiers, Caen, Strasbourg, etc. (1)

---

(1) Quelques-uns de ces sceaux n'ont pu être retrouvés, parmi eux nous citerons les sceaux des Facultés, (d'ailleurs fort effacées) de Perpignan, Bourges et Douai. — D'autres, parmi lesquelles il faut citer Aix-en-Provence, Bordeaux, Orange et Avignon, n'avaient point de sigillum qui leur fût propre, le sceau de l'Université étant attribué aux diverses Facultés, à Perpignan notamment comme le prouvent les recherches de notre excellent confrère le Dr Lutrand (de Perpignan).

CHAPITRE II.

Culte de St-Luc en France.

(BANQUET ET CÉRÉMONIAL)

Rappelons d'abord quelques-unes des coutumes adoptées à Paris et à Montpellier. « En 1407 dit Corlieu (1) un banquet somptueux eut lieu le jour de la St-Luc aux dépens de la confrérie. » Le cardinal d'Estouteville lors de la réforme de l'Université demanda en 1452 la suppression de ces festins qui souvent dégénéraient en rixes, témoin l'accident arrivé le 13 décembre 1632, à Pierre Lecomte, blessé à l'œil par l'envoi de projectiles, lancés à la fin du banquet.

Quelques années plus tard, rapporte le Dr Gordon de Montpellier (2), le 18 octobre 1521, fête de St-Luc, un banquet non moins mémorable était organisé à Montpellier par les soins de F. Rabelais, (Compte-rendus de la Société médicale de St-Luc, St-Cosme et St-Damien, 1888, p. 38 et 39).

« Le 18 octobre 1531, fête de St-Luc, rapporte le Dr Gordon (de Montpellier), trente docteurs régents de la ville de Montpellier, répondaient à l'invitation de maître François Rabelais, préposé de droit en vertu de ses connaissances culinaires à l'organisation du festin où dit-on, l'auteur puisa l'inspiration de son souper pantagruélique. Comme bien on pense, le dîner fut gai. Toujours plaisant, maître

---

(1) Corlieu. L'ancienne Faculté de médecine de Paris, p. 103.

(2) Rabelais à la Faculté de médecine de Montpellier, p. 37, Montpellier 1876.

François avait commandé deux perdrix pour satisfaire les appêtits voraces de son ami « Faucon ». Le dîner fini, un concert de flûtes vint charmer les convives. Pour clore la fête, Rabelais improvisa la comédie suivante :

Le sujet mérite d'être rappelé (1) : « Il s'agit d'un bon mary qui avoyt espousé une femme mute, il vouloyt que elle parlast ! Elle parla par l'art du médecin et du cyrurgien qui luy coupparent ung encyliglotte que elle avoyt soubs la langue. La parole recouverte, elle parla tant et tant que son mari retourna au médecin pour remède de la faire taire. Le médicin respondist en son art bien avoir remesdes propres pour faire parler les femmes, n'en avoir pour les faire taire ; remède unicque estre surdité du mary contre cestuy interminable parlement de femme. »

« Le paillard, ajoute Rabelais, devint sourd par ne scay quels charmes que ils feirent. Sa femme voyant que il estoyt sourd depuis qu'elle parlait en vain, de lui n'estoyt entendue devint enraigée. Puys le médecin demandant son salaire, le mari, respondist que il estoyt vrayement sourd et que il n'entendayt sa demande. Le médecin lui jicta on doz ne scay quelle poudre par les vertus de laquelle il devint fol. A donc que le fol mari et la femme enraigée se ralliarent ensemble et tant battirent les médicins et cyrurgiens que ils les laissarent à demi-morts »...... Ainsi finit la comédie, conclut Rabelais.

Quelques années plus tard, en 1650, nous retrouvons au banquet des Roys, le nouveau doyen Guy Patin, entouré de trente-six convives réunis, dans le quartier du chevalier du Guet.

Écoutons plutôt le récit du maître (2) :

Trente-six de mes collègues firent grande chère. Je ne vis jamais tant rire, ni tant boire, pour des gens sérieux et mesme de nos anciens.

C'était du meilleur vin vieux de Bourgogne que j'avais destiné pour ce festin : Je les traitay dans ma chambre ou par dessus la tapisserie se voyaient curieusement les tableaux d'Erasme, des deux

---

(1) Histoire de la commune de Montpellier, par A. Germain, t. III, p. 123 (Montpellier), Jean Martel, 1851.

(2) Guy Patin. Lettre du 2 décembre 1650, citée par Corlieu. L'ancienne Faculté de médecine, p. 105.

Scaliger père et fils, de Casaubon, Muret, Montaigne, Charon, Grotius, Heinsius, Saumaise, Fernel, feu M. de Thou, et notre bon ami M. Naudé, bibliothequaire du Mazarin, qui n'est que sa qualité externe, car pour les internes il les a autant qu'on les peut avoir, il est très scavant, bon, sage, déniaisé et guéri de la sottise du siècle, fidèle et constant ami depuis 33 ans ; il y avait encore trois autres portraits d'excellents hommes, de feu M. de Sales, évesque de Genève, M. l'évesque du Bellay, mon bon amy Justus Lipsius et enfin de François Rabelais, duquel autrefois on m'a voulu donner vingt pistolles. Que dites-vous de cet assemblage mes invités, n'étaient-ils pas en bonne compagnie ?

Hâtons-nous de dire cependant que là ne se bornait pas le culte de St-Luc. L'illustre patron du corps médical présidait en effet non seulement aux réjouissances mais encore aux cérémonies pieuses et aux travaux des membres de la confrérie.

En France, d'après Dezobry et Bachelet, Saint-Luc fut pendant longtemps patron des médecins. L'Académie de Paris célébra sa fête jusque à la fin du XVIe siècle, ajoutent ces mêmes auteurs.

En 1586, Riolan écrivait déjà. « Le jour de St-Luc et le lendemain deux grands services s'y font pour les âmes des confrères trépassés. Il ne meurt pas un médecin de notre compagnie qui n'aye un service solennel pour le repos de son âme où se doivent trouver tous les docteurs et de fait la plupart s'y trouvent ordinairement ! » (Dr J. Roger, du Havre) (1).

La même mention se retrouve dans les lettres de Guy Patin, du 7 novembre 1656. « Notre ami commun M. Moreau, mourut ici le » 17 octobre. Nous apprîmes cette mauvaise nouvelle le lendemain » de la messe solennelle que nous faisions célébrer en nos écoles le » jour de St-Luc, où nous étions quatre-vingt-six médecins. » Cette pieuse tradition, reprise à Paris, Lyon, Lille, Nantes, Rennes, Marseille et Besançon depuis 1884 par les membres de la Société de St-Luc, St-Come et St-Damien que le professeur Récamier et le P. Lacordaire avaient tentée de remettre en honneur exista jusque en 1790.

» Il y a cent ans aujourd'hui 18 octobre, écrivait le Dr Corlieu,

(1) Dr Roger, Hecquet, docteur régent et doyen de la Faculté. Sa vie, ses œuvres ; Retaux-Bray, Paris, 1889, 1 vol., 76 p.

» dans la *France médicale* (oct. 90, p. 731), tous les docteurs régents
» de Paris, étaient réunis pour la dernière fois dans leur petite
» chapelle de la rue de la Bûcherie pour assister à la messe de
» St-Luc, patron des médecins et ancien médecin lui-même. Primi-
» tivement la messe était chantée dans l'église des Mathurins ; mais
» la Faculté ayant fait construire une chapelle en 1499, c'est dans
» cette chapelle aujourd'hui détruite qu'avait lieu l'office religieux.
» C'était une cérémonie imposante.

» Plus de cent docteurs régents, doyen et « antiquior magister »
» en tête se rendaient à la chapelle en grand costume, — robe rouge,
» pélerine d'hermine et bonnet carré, et prenaient place sur les
» premiers bancs. — Les étudiants en robe noire occupaient les
» derniers bancs et l'office commençait.

» La présence à la messe était obligatoire et on ne devait pas
» arriver après l'évangile. — Ainsi le voulaient les statuts.

» Cette messe était célébrée avec beaucoup d'apparat par le curé
» de St-Etienne du Mont, que les étudiants invitaient officiellement
» le samedi qui précédait la St-Luc. Elle était souvent chantée en
» musique et des donations avaient été faites dans cette intention.
» En 1547, les frais s'élevèrent à 400 livres tournois. Aussi la
» musique fut-elle supprimée en 1647. La messe était suivie d'un
» sermon de circonstance après lequel le doyen s'avançait à l'autel
» pour offrir un petit présent au prêtre officiant. Le lendemain de la
» St-Luc on disait une messe pour les docteurs régents décédés.
» L'assistance était également obligatoire. Quelles que soient l'opi-
» nion et la religion que l'on professe, on ne peut, dit Corlieu, se
» défendre d'un sentiment de respect pour ces coutumes. »

Semblable coutume existait d'ailleurs à Bordeaux jusques au XVIIe siècle. C'est ainsi qu'en 1691 nous trouvons mentionnés dans les statuts de la confrérie (1) des médecins de Bordeaux placée sous le patronage de St-Luc « *Sub felicibus, divi Lucae auspiciis* » deux usages fort anciens :

1° La fondation de messes mensuelles « *toto anni decursu, diebus electis, in defunctorum collegarum memoriam* » ;

(1) Revue des Sociétés savantes, 7e série, tome VI. 1882, p. 479. Bibl. nationale (Ext. des archives de Bordeaux. Documents, p. 41).

2° La perception d'une cotisation d'entrée, le jour de l'admission dans la confrérie.

« *Nisi prius decem nummi persolverentur, ut cultui divino die festo divi Lucæ, magnificentius celebrando...... etc.* »

A Paris, plus encore qu'ailleurs, les Archives et collections de la Faculté conservent aujourd'hui encore des preuves irrécusables de la tradition et du culte de St-Luc, jusques en 1792, époque à laquelle tout fut bouleversé, Facultés, Ecoles, Académies, etc. Témoin les deux inscriptions suivantes destinées à se compléter : la première, aux armes de la Faculté, ornée des emblèmes symboliques des sciences médicales, porte la dédicace : A Dieu, à la Vierge Mère et à St-Luc, patron des médecins orthodoxes ; la seconde, plus précise encore et datée du 17 novembre 1768, détachée d'une thèse de Paris, soutenue sous le decanat de L. H. Bourdelin.

FIG. I. — Entête d'une thèse latine de docteur regent (XVIIIe siècle), (d'après l'original).

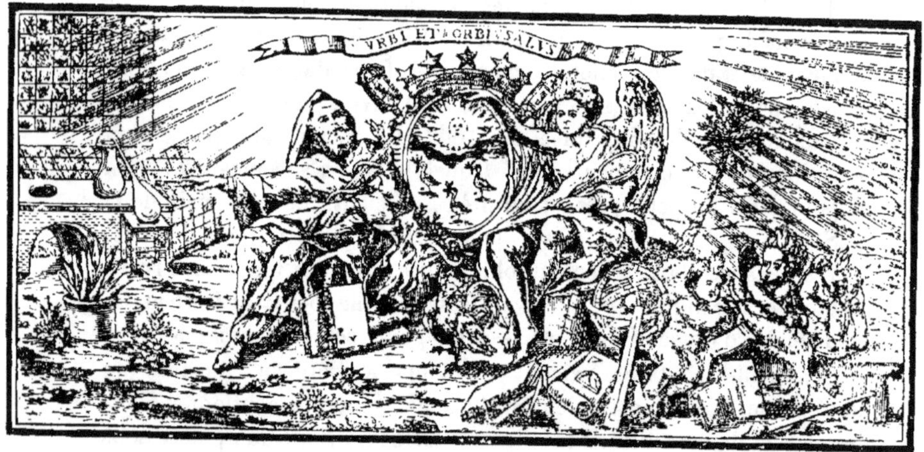

DEO OPTIMO MAXIMO
UNI ET TRINO
VIRGINI DEI-PARÆ, ET S. LUCÆ,
Orthodoxorum Medicorum Patrono.
QUÆSTIO MEDICO-CHIRURGICA,

Ici encore, même formule qu'il est facile au lecteur de retrouver dans les collections des thèses de la Faculté encore à la disposition du public.

DEO OPTIMO MAXIMO
UNI ET TRINO
VIRGINI DEI-PARÆ, ET S. LUCÆ,
Orthodoxorum Medicorum Patrono.
QUÆSTIO MEDICA,
QUODLIBETARIIS DISPUTATIONIBUS,
manè difcutienda in Scholis Medicorum, die Jovis decimâ-feptimâ menfis Novembris, anno Domini M.DCC.LXVIII.
M. LUDOVICO-HENRICO BOURDELIN,
Doctore, Medico, Prœfide.
An refpirationis ope œquilibrium quoddam, aëris inter et fanguinis calorem, inftituatur.

Fig. II. — Entête de thèse quodlibétaire (datée) d'après l'original. Ici encore figure la dédicace à Saint-Luc patron des médecins Orthodoxes.

Et qu'on n'aille pas croire, d'ailleurs, que ce soit un fait isolé. — A Bordeaux, par exemple, le 3 juillet 1716, Boyrié Sylva, professeur à ladite Ecole, présidant le concours des médecins agrégés ; deux d'entre les compétiteurs, Douzan et Siris, inscrivaient en tête de leurs propositions (1) la dédicace suivante : « Deo optimo maximo, Virgini Dei paræ et Sancto Lucœ medicorum orthodoxorum patrono.... propositas sibi a supremo Aquitanœ senatu. D professore Regio celeberrimo et D. D. sex senioribus Aggregatis perspicacissimis quœstionis, etc. (Dr Pery).

Ajoutons, en passant, que malgré ces témoignages de respectueuse estime pour le jury et pour leurs puissants patrons, nos deux candidats ne furent agréés que sept ans plus tard, en 1724.

---

(1) Les propositions étaient les suivantes : A. An Pueros et adolescentes affectio hypocondriaca affligat ? B. An epilepsia in paroxismo sanguinis missio ? (Hist. de la Faculté de Bordeaux, Dr Pery, p. 109). A Bordeaux, comme dans certaines écoles de Belgique (à Gand par exemple), la plupart des actes et des formules s'exprimaient en latin.

CHAPITRE III.

Le Culte de St-Luc près des Facultés étrangères.

Comme nous le verrons bientôt, la suprématie de St-Luc n'était pas seulement reconnue en France. Officiellement acceptée par la plupart des nations catholiques où fleurissaient encore les traditions du passé, elle existait jadis et existe actuellement encore dans quelques provinces du Canada où l'esprit et les traditions françaises se conservent intactes. Aujourd'hui encore, à Beyrouth (Syrie), pays de la tradition, professeurs et élèves de l'Ecole de Médecine française, en mémoire du patronage médical de St-Luc, ont placé sous son vocable la conférence de St-Vincent de Paul à laquelle ils appartiennent. A Montréal (Canada), comme à Beyrouth, l'Université Laval célèbre chaque année en grande pompe la fête de St-Luc, patron du corps médical, solennité dont faisait mention, en octobre 1888, l'*Union Médicale* (du Canada), organe de la Faculté de Médecine et du corps enseignant.

Enfin, à Paris, à Lille et dans dix ou douze villes de France (Lyon, Marseille, Nantes, Poitiers, Rennes, Le Mans, Besançon, etc.), où la Société médicale de St-Luc, St-Côme et St-Damien, travaille à restaurer cette coutume, le 18 octobre, la fête de St-Luc est célébrée confraternellement et corporativement par des réunions pieuses et scientifiques ; enfin, par un banquet dont la Faculté de Lille nous a plusieurs fois décrit le cérémonial (*Journal des Sciences médicales de Lille*, 1er juillet 1887, N° 26, p. 620-25 — Id. N° du 26 oct. 1888, N° 43, p. 407).

Non loin de Pau, existe encore un asile départemental d'aliénés placé sous le patronage de St-Luc. — L'hôpital St-Luc (de Lyon) témoigne encore du même attachement au culte du premier médecin chrétien.

Antérieurement déjà, vers la fin du xve siècle, si nous en croyons Dubreul (1), le même usage existait en Allemagne et en Autriche, où la plupart des Facultés, placées sous le patronage de St-Côme et Damien, restèrent fidèles à cet usage jusqu'au schisme de Luther. — « Celle de Wittemberg (2) (Saxe) notamment, fondée en 1495, con- » serva longtemps l'usage de faire célébrer chaque année une messe » solennelle en l'honneur des S.S. Martyrs. — Les Facultés d'Altford » et d'Erford (3), quoique plus récentes, fêtaient encore en 1619 » (suivant Dubreul) S.S. Côme et Damien. Enfin, le collège des » médecins de Vienne en Autriche, postérieur à l'Université de cette » ville érigée en 1613, fait prononcer tous les ans, par un de ses » membres, un discours solennel en l'honneur de ces Saints dans la » Basilique de Saint-Etienne. »

De quel droit les saints Anargyres (4) partagèrent-ils avec St-Luc les honneurs de la préséance dans certaines Ecoles? Nous serions portés à admettre à cet égard l'immixtion des chirurgiens dans certaines écoles mixtes, où les chirurgiens étaient parvenus à s'introduire. On ne saurait mettre en doute, en effet, qu'il se soit produit à certaines époques, dans certains pays, voire même en France (à Poitiers par exemple), une fusion des deux branches du corps médical telle qu'elle existe encore aujourd'hui. En veut-on la preuve? — On la trouvera en consultant les Bulletins de la Société des Antiquaires de l'Ouest (tome xxvii, 1862). Sur cette planche annexée au Bulletin se trouve reproduite, à côté du sceau de la Faculté, à l'effigie des S.S. Côme et Damien, la Masse de la Faculté de Poitiers, fabriquée

---

(1) Dubreul. Théâtre des Antiquités de Paris, in-4°, 1612).

(2) Rappelons pour mémoire l'indication bibliographique suivante relative à l'Université de Halle (Saxe) pourvue d'une Ecole de médecine et de chirurgie déjà célèbre au ixe siècle, et dont un des professeurs publia, au xviiie siècle, une monographie en latin, citée par Corlieu (Comm. orale) — Clausewytz Luca Evangelista medico Halle. 1740).

(3) Les noms des Facultés citées par Dubreul ont été respectés dans le texte, bien qu'il nous ait été impossible de vérifier leur identité.

(4) C'est ainsi qu'étaient désignés S.S. Come et Damien en Orient.

en 1615 par un orfèvre de Paris, supportant les statuettes des mêmes Saints, les armes du Roi, de la ville de Poitiers, et les noms avec armoiries des 12 docteurs régents de l'Ecole.

D'ailleurs n'existe-t-il pas, en France et à l'étranger, un grand nombre d'Ecoles mixtes où sont enseignées simultanément la médecine et la chirurgie.

Quoiqu'il en soit, et malgré cette dérogation plus apparente que réelle à la tradition séculaire, St-Luc passait encore au XVIIIe siècle, à Vienne, pour patron des Facultés de médecine. — Un des feuillets d'un manuscrit retrouvé à Vienne (1) (Autriche) et attribué à Lott, vient encore fortifier cette opinion. Dans cette gravure, St-Luc, revêtu de la robe rouge herminée et coiffé du bonnet carré, travaille, assis devant son pupitre. A ses pieds, son bœuf couché, les jambes repliées. Près de lui et vis à vis du portrait de la vierge, sur deux planches fixées au mur, sont alignés six flacons et un bocal hétéroclyte.

Le costume, d'une part (chaperon dérivé du bonnet carré), la présence de bocaux et de flacons autorisent, ce nous semble, à voir dans cette gravure, les divers attributs de la médecine.

(1) Gravure rééditée à Paris, chez Schulgen, édit Paris, rue St-Sulpice.

CHAPITRE IV.

Description des sceaux des anciennes Facultés.

Le lecteur voudra bien nous pardonner ces préliminaires rendus nécessaires pour la compréhension des détails qui vont suivre.

Toutefois avant de décrire quelques-uns des sceaux dont nous avons pu nous procurer la reproduction photographique, d'après les originaux, les moules ou les empreintes, qu'il nous soit permis d'attirer l'attention sur quelques particularités relatives à l'étude de ces pièces malheureusement très rares, impossibles à trouver ailleurs que dans les archives des plus vieilles familles médicales antérieures à 1789.

Remarquons d'abord que certaines Facultés, malgré le patronage officiel de St-Luc, si facile à démontrer d'après les actes et les textes, n'avaient point de sigillum qui leur fût propre. Témoin l'Université de Bordeaux (1)...... celle d'Aix en Provence (2), d'Orange (3) et d'Avignon (4).

---

(1) Dans l'ouvrage récent du Dr Pery, bibliothécaire de la Faculté de médecine de Bordeaux, il n'est fait mention que du sceau de l'Université dont l'inscription ne peut laisser planer aucun doute « Sigillum Universitas Burdigal » un Evèque en chaire y est représenté enseignant à plusieurs disciples assis sur des gradins.

(2) La même remarque peut s'appliquer à la Faculté d'Aix, dont l'histoire a été récemment écrite par le Dr Chavernac et dont le sigillum est inconnu.

(3 et 4) Les armes de l'Université d'Orange, dont notre savant confrère le Dr Carrel (d'Avignon) a bien voulu nous adresser un dessin à la plume, représente un « Docteur assis, lisant ; sur un fond semé d'étoiles. A gauche

Pour peu que l'on étudie, pièces en main, les actes de nos premières Ecoles, on reste également frappé de l'association presque constante du culte de St-Luc et de la T.-S. Vierge (1), dont le grand Evangéliste resta sa vie durant, l'un des plus fidèles et des plus respectueux serviteurs.

Dans certaines Universités même (à Paris notamment) on vit figurer dès le XIIIe siècle, l'effigie de la Vierge gravée sur le sceau de la fameuse « Université » assise avec l'enfant Jésus, accostée d'un croissant et d'une étoile, assistée de deux docteurs assis sur des chaises, de profil, se faisant vis-à-vis et lisant dans leurs livres. (Lecoy de la Marche) (2). Rien d'étonnant dès lors que la T.-S. Vierge reparaisse sur le sceau de la Faculté de médecine que nous reproduisons ici d'après Corlieu (3).

« Le grand sceau de la Faculté, dit Corlieu, qu'il ne faut pas confondre avec les armes de la Faculté, est conservé dans nos archives nationales au bas d'une pièce qui porte la date de 1398, pièce dans laquelle l'Université engageait le roi Charles VI à soustraire son royaume à l'obédience du pape schismatique Benoit XIII (4) Il a cinq centimètres de diamètre, représente la Vierge assise, vue de face, couronnée et voilée, tenant à la main droite une branche et

---

les armes de la principauté d'Orange » (un cornet). Devise : Insignia almæ Universitatis generalis studii Arausionis. Sceau ovale de 88 millim. (Extrait des statuts de l'Université d'Orange).... Le sceau de l'Université d'Avignon dont M. le Dr Carrel a eu l'extrême obligeance de nous faire parvenir la reproduction représente : Une tête d'ange à trois paires d'ailes « Devise : Insignia almæ Universitatis generalis studii Avenionis. » Sceau ovale de 88 millim. (Extrait du cartulaire de l'Université d'Avignon, par le Dr V. Laval).

(1) Cf. Sceau de la Faculté de Pont-à-Mousson, reproduit par M. le professeur Chautard (de Nancy). Actuellement encore, au témoignage du professeur Eug. Hubert, de Louvain, qui a bien voulu nous renseigner à ce sujet, la Faculté de médecine de Louvain célèbre sa fête patronale le jour de la Purification de la T.-S. V. — Voyez plus loin fig. III, IV, V, IX.

(2) Lecoy de la Marche « Les Sceaux » Edit. Quentin. p. 302.

(3) Corlieu. L'ancienne Faculté de médecine de Paris. Edit. 1877, p. 96.

(4) Archives nationales J 545, p. 14.

à la gauche un livre ouvert ou sont tracés des caractères illisibles. De chaque côté sont deux écoliers. L'exergue porte pour légende :

+ Sig. MAGISTRORVM FACVLTATIS MEDICINE PA.

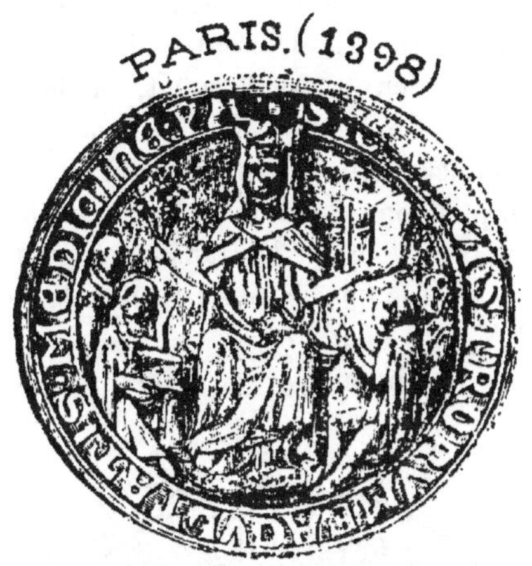

Fig. III. — Sceau de la Faculté de Paris (d'après le Dr Corlieu.)

Le contre-sceau n'a que 25 millimètres de diamètre, représente un docteur portant toute sa barbe, coiffé d'un bonnet, assis et expliquant une leçon dans un livre ouvert. Il porte pour légende :

SECRET. GLORIOSISSIMI. YPOCRATIS.

Le grand sceau était conservé (Chomel) (1) dans une armoire spéciale et quand on voulait le prendre, il fallait, en signe de déférence que quatre docteurs régents fussent présents.

Comme le fait judicieusement observer M. Chautard (2) auteur d'une Revue très intéressante et très complète des sceaux des premières institutions médicales de Lorraine, l'Université de Pont-à-

(1) Chomel. Essai historique sur la médecine en France, 1867, un vol. in-12, p. 160 (Corlieu).

(2) Chautard. Sceaux des anciennes Institutions médicales de Lorraine (Revue de numismatique Belge, 1874. Ve série, tome VI.

Mousson (1) menacée de tomber dans l'oubli, malgré le grand nombre de ses élèves qui comptait en 1594 plus de 900 étudiants mérite une mention spéciale. C'est d'elle en effet qu'est issue la Faculté de Nancy qui, non contente de se substituer à sa vénérable aïeule lui empruntait encore son sceau, heureusement encore reconnaissable aux armes parlantes de Pont-à-Mousson « d'azur au pont adextré et senestré de deux tours d'argent, en chef de Bar. »

Conservé intact au musée Lorrain, ce sceau disons-le de suite, n'a subi d'autre modification que la substitution du mot « Nanceianæ » à celui de « Mussi pontanæ » indiquant la nouvelle résidence de la Faculté actuelle de Nancy après la translation dans cette ville de la Faculté de Pont-à-Mousson par lettres patentes données à Compiègne par le roi Louis XV, le 3 août 1768.

Comme on en pourra juger par la pièce ci-jointe le sceau de la

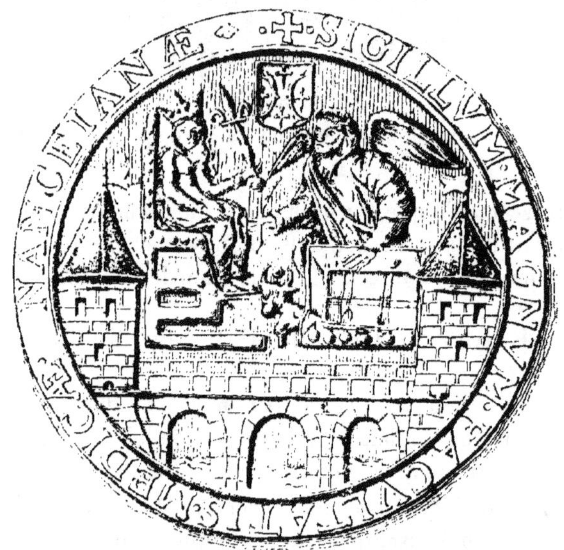

Fig. IV. — Sceau de la Faculté de Pont-à-Mousson, d'après M. le professeur Chautard, doyen honoraire de la faculté catholique des Sciences de Lille.

---

(1) On trouvera dans la *Gazette des hôp.* (année 1881), p 573 et suiv. l'histoire très complète et très détaillée (sauf en ce qui concerne le patronage de St-Luc) des origines et des coutumes, et du personnel médical de cette Faculté jadis très florissante, aujourd'hui transférée à Nancy et primitivement organisée sur l'ordre du Pape par les Jésuites.

vieille Ecole, fondée en 1592 par le pape Grégoire XIII avec l'assistance du duc de Lorraine Charles III, représente les armoiries de Pont-à-Mousson.

« Sur le pont, dit M. Chautard, se trouvent deux personnages, l'un assis sur une chaise garnie de gros clous, soutenue d'un marchepied dont la structure est assez étrange, la tête couronnée d'un cercle fleurdelisé, tient de la main gauche un sceptre surmonté d'une fleur de lis. C'est évidemment l'image de la sainte Vierge. L'autre personnage ailé et à genoux présente une plume de la main droite, tandis que la gauche est appuyée sur un coffret (les arcanes de la médecine) portant un encrier et un parchemin (probablement la Charte) ; au devant de lui est placée la première partie du corps d'un bœuf. A cet attribut on reconnait St-Luc Evangéliste, patron des médecins. Le point qui se trouve entre les cornes du bœuf, n'est autre chose que la marque faite par le compas du graveur en traçant le cercle dans lequel tout le sceau est renfermé.

La présence de la Vierge Marie sur le sceau, ajoute M. Chautard, pourrait encore être l'emblême de la protection sous laquelle la Faculté de médecine de Pont-à-Mousson, serait placée par St-Luc, qui, à titre d'hommage lui présenterait une plume pour signer le décret de fondation.

La légende du pourtour porte enfin : ✝ SIGILLVM. MAGNVM. FACULTATIS. MEDICAE. MVSSIPONTANÆ. Toutefois sur le dessin représenté ci-dessus, le dernier mot est remplacé par NANCEIANÆ. C'est qu'en effet, tout en conservant jusqu'en 1752 le sceau primitif, le graveur avait dû lors de la translation de la Faculté à Nancy, substituer le nom de Nancy à celui de la première ville. La pièce en laiton soudée sur place et destinée à masquer la substitution des noms de ville, se reconnaît aisément, dit M. Chautard, à ses caractères plus modernes et faciles par cela même à distinguer de ceux du cercle de la légende dont le style et les caractères rappellent les lettres du XVIe siècle.

Quelle signification doit-on accorder à cette expression « Sigillum magnum » que nous révèle la légende des sceaux de Paris et de Pont-à-Mousson ?

Pour répondre à cette question nous ne croyons pouvoir mieux faire que de reproduire ici une note des plus instructives et des plus curieuses que veut bien nous transmettre au moment de mettre sous presse, M. le professeur Chautard, doyen honoraire de la Faculté catholique des sciences de Lille, relativement au « *nouveau sceau de la Faculté de médecine de Pont-à-Mousson* (d'après le travail de M. Hyver, publié à Pont-à-Mousson en 1876, 1 broch. in-8°. Nancy, Crépin Le Blond, 1876.

« Nouveau sceau de la Faculté de médecine de Pont-à-Mousson. »

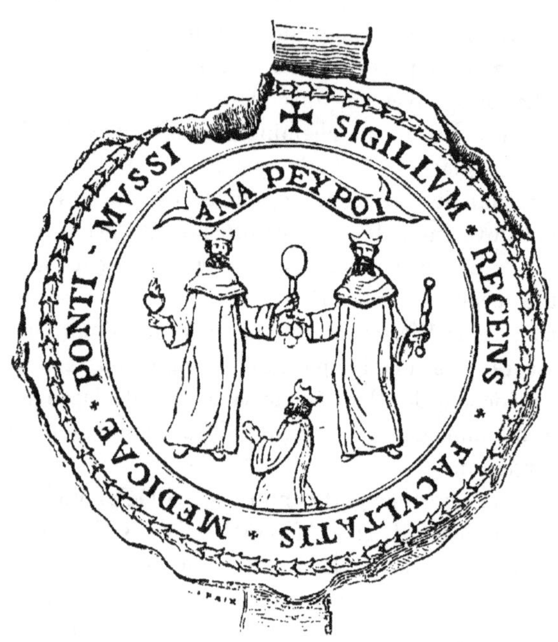

FIG. IV *bis*. — Nouveau sceau de la Faculté de Médecine de Pont-à-Mousson publié par M. Hyver dans son opuscule sur la faculté de médecine de cette ville en 1876. Voir ce travail. — Une brochure in-8°. Nancy, Crépin-Leblond, 1876. Extrait des *Mémoires de la Société d'archéologie lorraine* pour 1876.

« Ce sceau est presque de la même grandeur que le grand sceau » de la même Faculté, édité par M. Chautard dans son opuscule : » *Sceaux des anciennes institutions médicales de la Lorraine*. Il porte » ces mots en légende : SIGILLVM. RECENS. FACVLTATIS. » MEDICÆ. PONTI-MVSSI. Dans le champ sont trois person- » nages portant la toque et la longue robe de docteur. Seulement » deux d'entre eux ont sur les épaules une chape herminée et portant

» à la main différents attributs. Le premier porte de la main droite » un cœur enflammé et de la main gauche le miroir *caractéristique* » habituelle de la médecine. Le second porte un sceptre de la main » gauche et de la main droite un emblême qui semble être le serpent » traditionnel enroulé autour d'un bâton. Le troisième personnage, » couronné comme les deux autres, mais dépourvu de la chape her- » minée, est à genoux, les mains jointes devant les deux premiers. » Au-dessus flotte un phylactère portant ces trois abréviations ANA- » PEY-POI. Il semble que l'on ait voulu désigner par des mots » grecs abrégés les sciences enseignées alors à la Faculté de médecine. » ANA serait l'abréviation de ANATOMIA, anatomie et chirurgie, » sciences indiquées, du reste, assez clairement par les emblémes » portés par le premier de ces personnages. POI. de POIA, herbe, » botanique, enfin PEY. de PEVSIS, peut-être thérapeutique » «science de guérir». Cette dernière interprétation est purement con- » jecturale. Nous livrons également comme conjecture l'explication » donnée par plusieurs de nos savants confrères, qui inclinent à » croire que les deux personnages du milieu représentent les Saints » Cosme et Damien, patrons de la médecine et le personnage » agenouillé figure le candidat qui attend d'être investi du pouvoir » de guérir. Il n'y a de difficultés à cette explication que celle » fournie par l'ancien grand sceau de la Faculté de médecine, qui » représentait comme patron de la médecine Saint-Luc. Il pourrait » se faire cependant que le grand sceau indiqué pour la licence dans » les diplômes *Sigillo magno* ait représenté le premier patron de la » médecine, et que le second *parvo sigillo* ait servi à représenter les » autres saints médecins qui avaient, du reste, eu la paroisse Saint- » Laurent, paroisse des médecins et juristes, une congrégation sous » le vocable de Saint-Cosme et Saint-Damien. Je n'ai pu découvrir » ni l'époque où ce sceau fut en usage, ni les circonstances qui ont » décidé la Faculté à l'introduire. Le sceau ici décrit est enfermé » dans une capsule de fer blanc comme les sceaux des autres Facultés » et il conserve encore des fragments du ruban de soie qui le retenait » au parchemin. Je dois la communication de cette pièce rare à » M. Colin, ancien bibliothécaire de la ville de Pont-à-Mousson, » qui l'a mise à ma disposition avec la plus exquise obligeance.

» L'iconographie chrétienne a quelquefois donné comme *caracté-* » *ristiques* aux S.S. Cosme et Damien, le serpent d'Esculape enroulé

» autour d'un baton et a revêtu les deux saints des insignes du doc-
» torat universitaire : bonnet carré, chape herminée, longue robe,
» etc. On a vu d'autres fois à la main de ces mêmes saints un cylin-
» dre, un étui d'instruments de chirurgie, un bocal de pharmacie, et
» comme cela pourrait bien être dans notre sceau, une baguette pour
» rappeler celle que l'on mettait à la main des personnes prêtes à
» être saignées, afin de faciliter l'écoulement du sang.

» Saint-Luc présenté comme médecin d'après un texte de Saint
» Paul, a été regardé comme le patron de la médecine avec plus de
» fondement qu'il ne l'a été de la peinture. C'était sous son vocable
» qu'était érigée la chapelle de l'Ecole de médecine de Paris, et
» c'est là qu'on venait solennellement de Saint-Etienne du Mont
» célébrer les saints mystères, le 18 octobre. »

D'ailleurs à Montpellier aussi bien qu'ailleurs, on retrouve dans certaines monographies la mention des trois sceaux de baccalauréat, licence et maîtrise.

A cet égard, il importe de consulter Astruc, ancien professeur à l'Ecole de Montpellier ou à son défaut l'ouvrage plus récent du Dr Gordon, bibliothécaire-adjoint à la Faculté de médecine de Montpellier. Retraçant l'histoire de F. Rabelais (1) et à propos de celui-ci abordant l'histoire de l'ancienne Faculté, le Dr Gordon reproduit dans son remarquable ouvrage, la matrice des trois sceaux de l'illustre Ecole ; ces trois sceaux d'inégales grandeurs et de formes différentes sont faciles à classer vu leur forme et leur diamètre. Le premier en date distinct du grand sceau, (dessiné et gravé par le Blanc en 1605, et qui fut vraisemblablement le sceau réservé aux épreuves du doctorat) était rond, gravé sur cuivre, appliqué sur un flan en fer. Ce sceau primitif de petites dimensions dont les imperfections artistiques, la draperie, la forme, l'usure attestent nettement la vénérable antiquité remonte à l'origine de l'Ecole Il atteste donc la tradition constante du culte de St-Luc et de la Ste-Vierge dans nos premiers centres universitaires. Comme l'indique en effet la matrice ci-jointe (2) on

(1) F. Rabelais, à la Faculté de Montpellier, 1876, p. 13, 14, 15.

(2) Dans l'ouvrage du Dr Gordon, la matrice du sceau est seule reproduite et figure en creux. Dans notre travail au contraire, nous avons pu, grâce à l'habileté de M. G. Rohault de Fleury obtenir la reproduction exacte du sceau, c'est-à-dire de la matrice retournée.

reconnaît assez facilement dans le sujet représenté malgré la confusion des traits et des personnages, Saint-Luc en robe, coiffé d'une calotte ayant devant lui un livre ouvert supporté par un lutrin indiquant de la main droite un passage du texte. La main gauche est appuyée

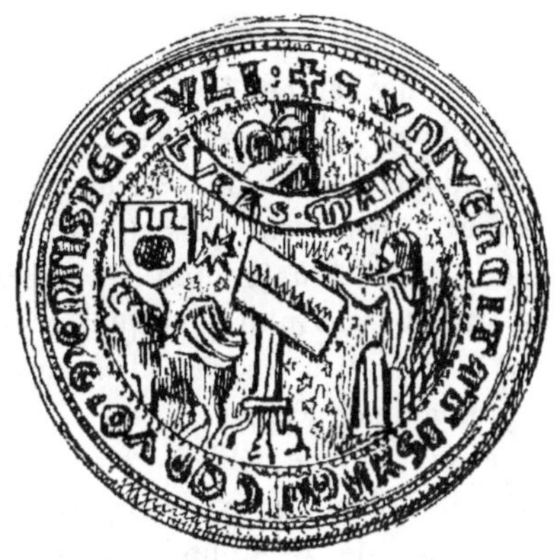

FIG. V. — Sceau de la Faculté de Médecine de Montpellier d'après un dessin à la plume dû à M. G. Rohault de Fleury

sur le livre. A gauche un bœuf ailé surmonté d'un écu portant un tourteau, sous un chef marqué des initiales M. P. (Mons Pessulanus). L'écu accosté d'une étoile à gauche. En haut la Vierge en buste tenant l'enfant Jésus sur une banderolle (1) ou est écrit

[S.] LVCAS : MARIA.

autour du sceau on lit en caractères pareils :

S. VNIVERCITATIS MEDICORVM MONTISPESSVLI.

Ce premier sceau était-il comme le pense Astruc réservé aux épreuves du baccalauréat, tandis que le sceau ogival plus récent aurait été appliqué aux épreuves du « Point Rigoureux » nous n'oserions l'affirmer. Toujours est-il que comme le précédent il était d'une seule pièce, gravé sur cuivre et de forme ogivale (Gordon.) Un personnage nimbé (vraisemblablement N.-S. J.-C. accordant la mission

(1) D'après l'inventaire des sceaux de Normandie (Demay, bibl. nat. MDCCCLXXXI) collection de M. de Farcy, à Bayeux. Ce sceau est reproduit par le Dr Gordon dans son ouvrage sur Rabelais. Mais comme sur toutes les matrices le séeau y est renversé.

d'enseigner) occupe le centre, debout entre deux autres appuyés chacun sur un pupitre avec ces mots écrits autour en caractères gothiques.

S. PCVRATOR. VNIVERSITATIS. MEDICOR. STDII. MOTISPLI.

Ce sceau ajoute Astruc servait à sanctionner les épreuves de licence. Sous quelle influence et par quelles transformations ces deux sceaux furent-ils abandonnés et modifiés ? Nous l'ignorons. Le nouveau sceau, qui partout ailleurs eut pris le titre de grand sceau, fut-il créé pour servir à la consécration des aspirants au doctorat. Nous l'admettrions volontiers. Enfin pourquoi St-Luc y est-il supplanté par Esculape ? Peut-être en faut-il accuser simplement la réforme déjà toute puissante en France.

Ce fut en effet à la suite d'une délibération prise par la Faculté le 29 janvier 1605, que Le Blanc, graveur de Montpellier composa le nouveau sceau (sceau rond de 75 millimètres). « Esculape assis sur » un monticule ou croissent des simples occupe le centre du sceau. » Le dieu tient à la main le type de la santé ; d'un côté on voit les » armes modernes de Montpellier, et au-dessus d'elles, celles de » France. A gauche se dresse un coq emblême de la vigilance » nécessaire au médecin avec cette inscription autour en lettres » carrées :

SIGILLVM NOVVM DOCTOR. MED. VNIVERS. MONSPEL, 1605 (1).

Comme nous l'observions plus haut, le renversement complet des lettres et des personnages est l'effet de la matrice vue en creux.

La vigilance, chacun le sait n'est-elle pas le premier devoir du médecin ? « Et Vigil et prudens ». Telle était en effet la devise inscrite au contre-sceau de la Faculté de Lyon à la date de 1682. L'inscription sur banderolle circonscrit un lion puissant assis de face, la griffe droite reposant sur un écusson, la patte gauche à terre. A droite un serpent, à gauche et vis-à-vis un coq, emblême vivant de la vigilance et de la prudence semblent protégés par le royal animal.

---

(1) Extrait de l'ouvrage du Dr Gordon (de Montpellier), F. Rabelais à la Fac. de Montpellier (Camille Coulet, édit. 1876). p. 14, 15, 16.

Autour de ces figures, la légende porte ces mots inscrits en lettres majuscules :

+ SIGILLVM COLLEGII MEDICORVM LVGDVNENSIVM.

Le contre-sceau, comme l'indique sa date, est notablement postérieur au sceau dont nous donnons ci-joint la reproduction, grâce au moule en plomb que possèdent, à Paris, M. E. Récamier (1) et son fils, le Dr Récamier, fils et petit-fils du célèbre Professeur, dont la collection numismatique a été très obligeamment mise à notre disposition.

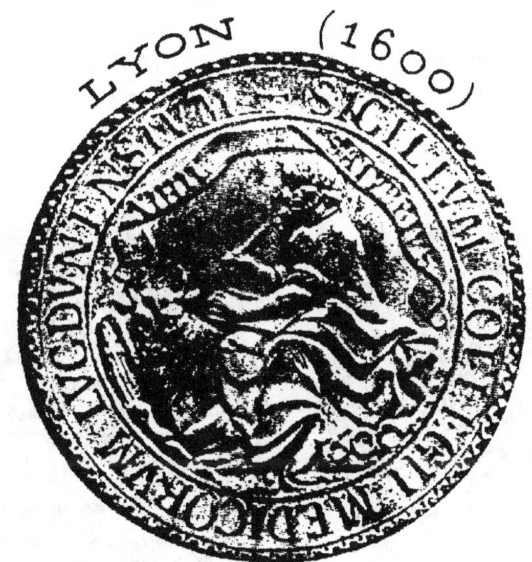

Fig. VI. — Sceau de la Faculté de Médecine de Lyon,
(Collection du Dr Récamier)
d'après un dessin à la plume de M. Béranger (de Versailles).

Le sceau porte en tête la date de 1600. (Sceau rond de 60 millimètres). Fidèle à la tradition, il représente St-Luc, tête nue, de profil, drapé, les manches relevées, écrivant sur un cartulaire carré. A ses pieds, le bœuf ailé, nettement dessiné. — Dans les plis de sa robe, à

---

(1) M. Etienne Récamier, avocat à la Cour d'appel à Paris, possède, en outre, un nombre considérable de pièces et de documents inédits relatifs aux anciennes corporations de la ville de Lyon.

droite et en bas, la date 1600 dont le chiffre mal gravé peut être contesté.

Au-dessus du saint, et sur banderolle, est écrite la devise :

NIHIL SALUBRIVS

même légende qu'au contre-sceau.

Comme on le voit, le sceau de Lyon se distingue des précédents par ses dimensions, par la perfection de la gravure, du dessin, de la draperie des formes, etc.

Il diffère donc du tout au tout, sinon comme sujet, du moins comme finesse des deux sceaux suivants, *absolument inédits*, que nous devons à l'obligeance du professeur R. Petit (de Rennes) et du Dr Lesourd (de Paris), rédacteur en chef de la *Gazette des Hôpitaux*.

Ces sceaux sont ceux des Facultés de Reims et d'Angers.

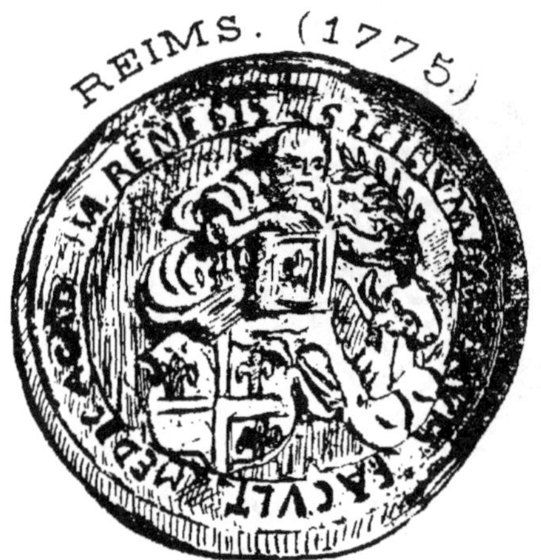

Fig. VII. — Sceau de la Faculté de Reims, d'après l'original du Dr Raymond-Petit (de Rennes.)

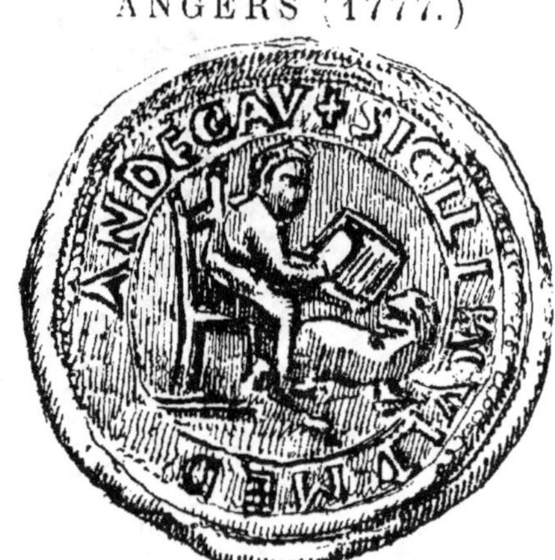

Fig. VIII.— Sceau de la Faculté d'Angers, d'après l'original appartenant à M. le Dr Lesourd, rédacteur de la *Gazette des Hôpitaux* (de Paris).
Dessin à la plume de M. G. Rohault de Fleury.

Bien que ces deux sceaux portent des dates relativement récentes, il n'est pas douteux qu'ils ne soient tous deux d'origine fort ancienne, la date inscrite sur chacun d'eux indiquant seulement l'année de réception des deux candidats auxquels ils appartenaient : — le premier, aïeul du Dr Raymond Petit (de Rennes), reçu, en 1775, docteur régent à Reims ; — le second, Michel René Froger, originaire de la Sarthe, comme l'indique le diplôme-parchemin, au bas duquel était appendue, à l'aide d'une faveur, l'empreinte ci-jointe.

D'ailleurs, l'Ecole d'Angers, si l'on en croit Corlieu, aurait eu pour fondateur Charles V, confrère de St-Cosme, en l'année 1364. Ces deux sceaux présentent encore quelques points de contact. — Renfermés l'un et l'autre dans de petites boîtes d'étain, leur empreinte était, suivant la coutume, reproduite sur cire rouge. — On reste donc surpris, quand on y réfléchit, des difficultés de conservation de ces vieux sceaux et des empreintes de cire rouge, garant de leur authenticité.

De part et d'autre, comme l'atteste le bœuf ailé, défiguré dans le sceau d'Angers, plus reconnaissable à ses cornes dans le sceau de Reims, St-Luc figure dans ces deux pièces qui diffèrent toutefois par quelques détails. — Commençons par le sceau d'Angers.

Tout d'abord la légende, quoique assez fruste dans le sceau d'Angers, peut néanmoins se déchiffrer comme il suit et ne peut laisser le moindre doute sur sa provenance :

+ SIGIL FACVLT. MEDIC..... ANDEGAV.

Saint-Luc y figure assis, vêtu d'une robe longue, assis sur une chaise antique, en bois, à deux montants, les pieds soutenus par un escabeau, le corps incliné en avant vers un pupitre, feuilletant de la main gauche un livre ouvert. — A ses pieds, un lion défiguré, sans cornes et sans ailes, sans doute effacées par la chaleur. On reconnait le Saint à son attitude ordinaire.

Toute autre est celle de St-Luc, patron de la Faculté de Reims, dont les traits révèlent une époque plus récente (xvie ou xviie siècle). Le Saint y est représenté tenant une branche d'olivier de la main gauche, assis sur un écusson-socle aux armes de France et de Reims, la main droite appuyée sur un livre fermé fleurdelisé. — Saint-Luc, habilement drapé, porte sa barbe entière ; ses deux pieds reposent sur les membres pliés du bœuf ailé symbolique.

La légende porte en fines lettres majuscules :

+ SIGILLVM MAGNVM FACVLTAT. MEDIC.
ACADEM. REMESIS.

Les prétentions du corps enseignant étaient donc très accusées à Reims. — Là aussi l'expression du « Grand Sceau » semble indiquer l'existence d'autres cachets, le premier servant à la consécration doctorale.

Comme nous le disions plus haut, dans certaines Universités, les diverses Facultés tout en conservant leur autonomie n'avaient point de sceau qui leur fût propre. Les Facultés d'Aix, en Provence (1), de Bordeaux (2), de Besançon (3) et d'Avignon (4), en sont un exemple (5). La Faculté de médecine d'Avignon, écrit à ce sujet le Dr V. Laval (de Montélimar), n'avait pas de sceau particulier, pas plus, d'ailleurs, que les autres Facultés de droit et de théologie dont se composait l'Université d'Avignon. — Les unes et les autres scellaient leur diplôme avec le sceau du premier, qui était commun à toutes et figurait « *un baldaquin gothique dont la partie inférieure est occupée par un professeur assis devant un pupitre sur lequel est un livre ouvert* et

---

(1) Consulter à ce sujet l'histoire de l'Université d'Aix, par le Dr Chavernac (d'Aix en Provence).

(2) Cf. Histoire de la Faculté de Médecine de Bordeaux, par le Dr Pery (Ibid.).

(3) La bibliothèque de l'Ecole de médecine de Besançon ne possède aucun sceau propre (Dr Coutenot). — De nouvelles recherches exécutées à la demande de M. le prof. Coutenot, par M. Gauthier, archiviste et archéologue très distingué, sont restées sans résultat. — Enfin, M. Castan, bibliothécaire de la ville de Besançon, dix fois couronné par l'Institut, admet comme démontré (1889) qu'il n'existait à Besançon d'autre sceau que celui de l'Université servant aux trois Facultés.

(4) Cf. la très intéressante « Histoire de la Faculté de médecine d'Avignon », du Dr V. Laval, médecin-major au 22e de ligne, à Montélimar (Avignon, Seguin frères, id., 1889).

(5) Dans certaines villes (à Rouen par exemple), où il n'existait point de Faculté, mais seulement un « Collège de Médecins », on retrouve mention du sceau du collège des médecins. — Dans celui de Rouen, donné par Avenel et reproduit par le Dr Jules Roger, du Havre, dans ses Médecins Normands du XIIe au XIIIe siècle (Paris, Steinheil, 1890). N.-S.-J.-C (nimbé) figure au centre, bénissant des deux mains des plantes médicinales. — Ce sceau ovale porte la date AN. 1605 et l'inscription majuscule suivante : Sigil. Colleg. Medicor. Rothomag. medicinam creavit altissimus.

dont le tympan présente en buste la Sainte Vierge tenant dans ses bras l'enfant Jésus. Autour du sceau on lit cette légende :

SIG. PRIMICERII VNIVERSIT. STVDII AVEN +

SIG·PRIMICERII
VNIVERSIT
STVDII·AVEN

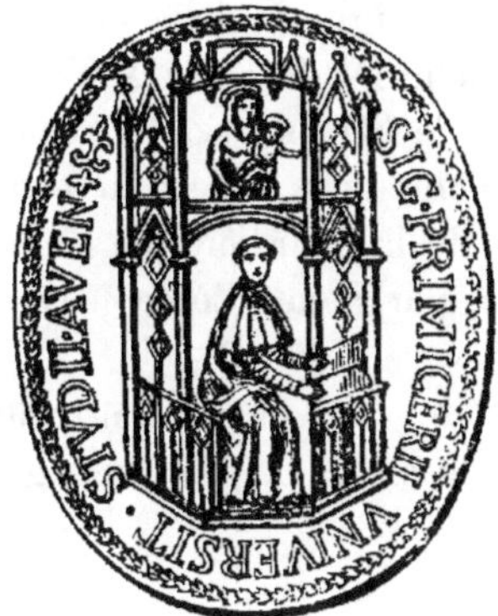

Fig. IX.

La seule différence (ajoute le Dr Laval) qui distingue les diplômes des diverses Facultés, c'est que la couleur du ruban supportant le sceau (sur cire rouge) était violet pour la Faculté des Arts, rouge et vert pour celle de Droit, blanc pour la Théologie, et rouge pour la Médecine.

Grâce à l'obligeance de M. le Dr Mangin, de Caen, nous avons pu

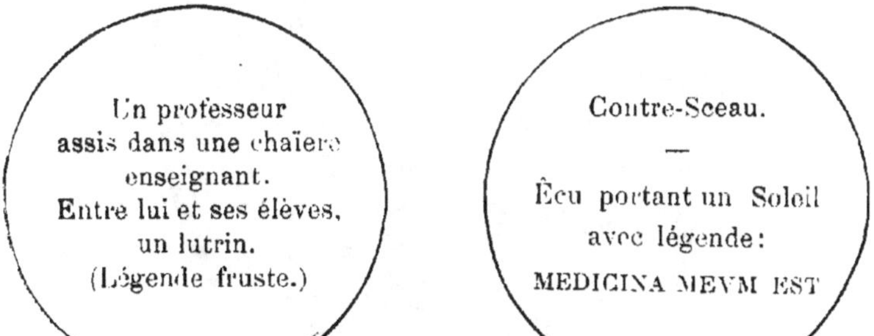

Un professeur
assis dans une chaïere
enseignant.
Entre lui et ses élèves,
un lutrin.
(Légende fruste.)
Contre-Sceau.
—
Écu portant un Soleil
avec légende :
MEDICINA MEVM EST

Fig. X.

nous procurer la description du sceau de l'ancienne Faculté de Caen, conservé dans la collection de M. de Farcy (de Bayeux). Ce sceau, dont nous reproduisons ci-dessus la forme et les dimensions, était appendu à un diplôme de docteur délivré en date du 24 décembre 1755.

Nous terminerons cette longue nomenclature par la reproduction d'un dessin à la plume du sigillum de la Faculté de Poitiers, dont la matrice figure à la planche IV du tome XXVII, des mémoires de la Société des Antiquaires de l'Ouest. Contrairement à la tradition constante, St-Luc est supplanté dans ce sceau ovale, qu'ont bien voulu nous signaler M. le Dr de la Mardière (de Poitiers), et M. Richard, archiviste de la Vienne, par Saints Côme et Damien, patrons des chirurgiens.

Dépossédé de ce côté, St-Luc apparaît néanmoins près des S.S. Côme et Damien, sur la masse du bedeau, également reproduite sur la même planche.

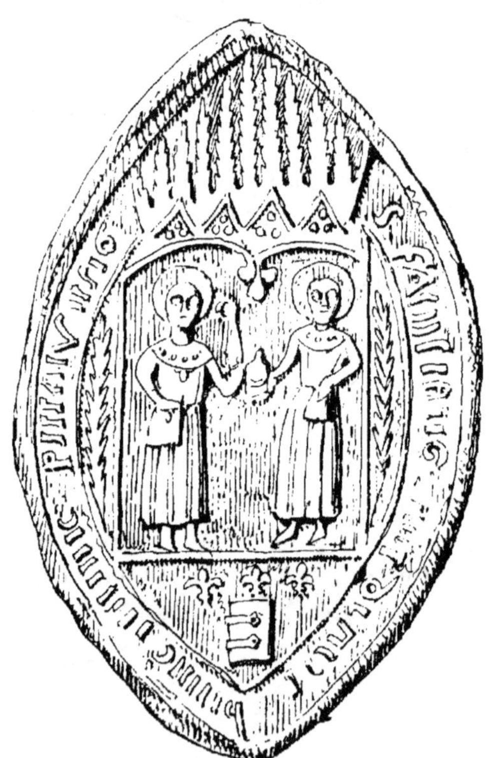

Fig. XI — Sceau de la Faculté de Médecine de Poitiers.
D'après un dessin à la plume de M. G. Rohault de Fleury

A dater de cette époque, comme le prouve le « Novum sigillum » de Montpellier, St-Luc tombe peu à peu dans l'oubli ; seule la réorganisation de la Faculté catholique de Lille, conserve et perpétue en France son culte officiel auquel se rallie en France depuis six années la Société de St-Luc, St-Cosme et St-Damien, reconstituée au Mans, le 27 septembre 1884, par douze médecins et chirurgiens français (1), venus de Rennes, d'Angers, de Seez, de Lille et de Paris.

La réforme protestante, en couvrant de ses rameaux l'Allemagne et par extension l'Alsace, abolit, en effet, le culte des Saints Patrons du corps médical. L'ancienne Faculté de Strasbourg, nous écrivait récemment M. le professeur Wieger (de Strasbourg) créée seulement en 1621 par l'empereur Ferdinand II, pour une ville toute luthérienne qui avait même fait mine d'expulser les Huguenots et les tenait absolument à l'écart, avait adopté un sceau que la Faculté de l'Université a repris et dont elle se sert. Ce sceau représente une « femme posée sur une roue horizontale, entre deux arbres desquels elle coupe des rameaux. Les troncs des arbres portent les noms de ΠΕΙΡΑ et ΛΟΓΟΣ — sous la roue ΚΑΙΡΟΣ. Il est représenté dans l'ouvrage suivant : « Schwicker zur geschuhle der Universitât Strassburg, Festschvifi, 1872 » (2).

Ici s'arrête notre collection enrichie déjà de plusieurs sceaux inédits.

En terminant, qu'il nous soit permis de formuler le vœu de voir ces quelques documents complétés dans l'avenir par la collaboration de confrères plus instruits et plus persévérants que nous.

---

(1) Parmi eux citons MM. Le Belc (du Mans), Ferrand (de Paris), Wintrebert (de Lille), Renier (d'Angers), Lelievre (de Seez), et l'auteur de ce mémoire — présidés par le T. R. P. Dom Couturier (de Solesmes).

(2) C'est évidemment le Ier aphorisme d'Hippocrate qui est visé, quoique krisis soit remplacé par logos (Dr Wieger).

Lille imp. L. Danel.

www.ingramcontent.com/pod-product-compliance
Lightning Source LLC
LaVergne TN
LVHW050504160826
845677LV00003B/928